BEI GRIN MACHT SICH IHR WISSEN BEZAHLT

AF138365

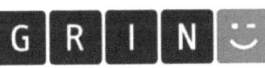

Braucht es die Apotheke noch?

Björn Kersting

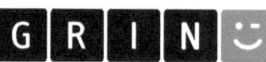

Bibliografische Information der Deutschen Nationalbibliothek:

Die Deutsche Nationalbibliothek verzeichnet diese Publikation in der Deutschen Nationalbibliografie; detaillierte bibliografische Daten sind im Internet über http://dnb.d-nb.de abrufbar.

ISBN: 9783346750167
Dieses Buch ist auch als E-Book erhältlich.

Coverbild: pixabay.com und Ivan Traimak @stock.adobe.com

© GRIN Publishing GmbH
Nymphenburger Straße 86
80636 München

Druck und Bindung: Books on Demand GmbH, Norderstedt Germany
Gedruckt auf säurefreiem Papier aus verantwortungsvollen Quellen

Das vorliegende Werk wurde sorgfältig erarbeitet. Dennoch übernehmen Autoren und Verlag für die Richtigkeit von Angaben, Hinweisen, Links und Ratschlägen sowie eventuelle Druckfehler keine Haftung.

Das Buch bei GRIN: https://www.grin.com/document/1289873

EBS Business School

EBS Universität für Wirtschaft und Recht

Living Case

zur Erlangung des Zertifikatsabschlusses

Gesundheitsökonom (EBS)

Braucht es die Apotheke noch?
– ein kritischer Review

Name: Björn Kersting

Abgabedatum: 30. Mai 2021

Inhaltsverzeichnis

1 Einführung 6

  1.1 Bestandsaufnahme 6

  1.2 Untersuchungsverlauf 7

2 Gesetzlicher Rahmen der Apotheke 9

  2.1 Apothekengesetz 9

  2.2 Apothekenbetriebsordnung 10

  2.3 Arzneimittelpreisverordnung 11

  2.4 Arzneimittelgesetz 12

3 Aufgaben der Apotheke 13

  3.1 Hoheitliche Aufgaben 13

  3.2 Verbraucherschutzaufgaben 14

  3.3 Kontrollfunktion und Kooperationspartner vom Arzt 20

  3.4 Weitere Aufgaben 25

4 Zusammenfassung und Fazit 26

Literaturverzeichnis 30

Anhang 36

Abkürzungsverzeichnis

Abb.	Abbildung
ABDA	Bundesvereinigung Deutscher Apothekerverbände e.v.
ABP	arzneimittelbezogene Probleme
ADE	adverse drug event
AMG	Arzneimittelgesetz
AMNOG	Arzneimittelmarktneuordnungsgesetz
AMPreisVO	Arzneimittelpreisverordung
ANSG	Apotheken-Notdienstsicherstellungsgesetz
ApBetrO	Apothekenbetriebsordnung
ApoG	Apothekengesetz
AZ	Apothekerzeitung
BAG	Bundesamt für Gesundheit
BApO	Bundes-Apothekerordnung
BfArM	Bundesinstitut für Arzneimittel und Medizinprodukte
BGBl.	Bundesgesetzblatt
BMG	Bundesministerium für Gesundheit
BMJ	Bundesministerium für Justiz
BtM	Betäubungsmittel
Bsp.	Beispiel
BVG	Bundesverfassungsgericht
bzw.	beziehungsweise
CH	Confoederatio Helvetica
CHF	Schweizer Franken
D	Deutschland
DAZ	Deutsche Apothekerzeitung
DKMG	Deutsche Kopfschmerz- und Migränegesellschaft
EMA	Europäische Arzneimittel Agentur
EU	Europäische Union
EU-RL	EU-Richtlinie
EuGH	Europäischer Gerichtshof
FAQ	frequently asked questions

GB	Großbritannien
GDP	Good delivering practice
GG	Grundgesetz
GKV	Gesetzliche Krankenversicherung
GKV-GMG	GKV-Modernisierungsgesetz
GKV-WSG	GKV-Wirtschaftlichkeitsstärkungsgesetz
HMG	Heilmittelgesetz
LZG	Landeszentrum Gesundheit
MedBG	Medizinalberufegesetz
Mio.	Millionen
Mrd.	Milliarden
NRW	Nordrhein-Westfalen
OLG	Oberlandesgericht
OTC	Over the Counter
PTA	Pharmazeutisch-technische Assistentin
PZ	Pharmazeutische Zeitung
SD	Selbstdispensation
SGB V	Sozialgesetzbuch V
SH	Schleswig-Holstein
UAW	Unerwünschte Arzneimittelwirkung (sog. Nebenwirkung)
VOASG	Vor-Ort-Apothekenstärkungsgesetz
WHO	Weltgesundheitsorganisation
z.B.	zum Beispiel

Abbildungsverzeichnis

Abbildung 1: Häufigkeit der verschiedenen ABP. 19

1 Einführung

1.1 Bestandsaufnahme

Das Deutsche Apothekenwesen wird seit Jahren mit Vorurteilen betrachtet und diese auch verkauft, anstatt sich mit realen Fakten auseinanderzusetzen. Schon in den frühen 00ern wurden Fakten, die für die Apotheke sprachen, auch in angesehenen Medien wie z.B. Plusminus 2003 beim Vorstellen der neuen AMPreisVO im GKV-GMG unterschlagen, um immer das Bild eines teuren und unnützen Systems der Arzneimitteldistribution zu zementieren. Mein Leserbrief blieb bis heute unbeantwortet.

Hinzu kommt, dass das Bild der Apothekerpreise gern geschürt wird, aber nicht von den seit 2001 durchgängig fallenden Arzneipreisen (BMG, 2020, S.69) berichtet wird. Genauso wenig, dass Apotheker qua Ausbildung die höchste Arzneikompetenz weit vor den Ärzten haben – es passt nicht ins Bild der Bevölkerung.

Auf Grund der Entwicklung der Gesellschaft wird die Apotheke als überflüssig gesehen, zumal man sich heutzutage im Internet belesen und auch dort die Arzneimittel kaufen kann.

Wenn Arzneimittel wirklich so einfach wären, wozu studiert man dann? Dabei hat die WHO selbst 1999 schon vor dem Kauf im Internet gewarnt und die legalen Distributionswege empfohlen (WHO, 1999, Point 4). Es sind also über 20 Jahre ins Land gegangen, sodass sich auch hier die Frage stellt: Wie aktuell ist das Papier noch?

Der Bevölkerung ist nicht klar, was Apotheke wirklich kann und wozu Apotheker fähig wären, wenn man sie nur lässt und nicht alle meinen, es besser zu können oder ihnen gar reinreden.

Eine Anerkennung als Heilberuf bzw. als Medizinalberuf, wie es in der Schweiz heißt und seit 01.09.2007 der Fall ist (MedBG, 2007), fehlt in Deutschland. Damit wird die Kompetenz des Apothekers völlig außer Acht gelassen und dabei sein Nutzen für die Patienten und das System komplett ignoriert. Oder gibt es ihn nicht, diesen Nutzen?

Was leisten Apotheken also für System und Versicherten? Wofür soll die Apotheke überhaupt bezahlt werden?

Eines kann man sagen: Die Apotheken leisten viel, allerdings gefühlt unsichtbar für alle. Zur Bestandsaufnahme gehört dann auch, dass die Apotheker ihr Licht sehr unter den Scheffel stellen.

Womit Apotheker genau das Gegenteil produzieren und somit ein Spielball von Kassen, anderen Leistungserbringern, Patienten und v.a. Politik sind. Das Buch „Das Schleppnetz" von Bellartz (2013) veranschaulicht letzteres in Gänze sehr deutlich.

Seit Jahren wird der Blick auf die Apotheken nur durch die Brille der Kosten gesehen. Dieser rein ökonomische Blickwinkel berechtigt natürlich zu der Frage, ob es Apotheken überhaupt noch braucht, insbesondere aus Sicht der Transaktionskosten und dem daraus resultierenden Potential einer wegfallenden Distributionsstufe, die Einsparpotential suggeriert. Diese Frage ist bislang ohne alternative Antwort.

Diese Arbeit soll genau das beantworten und gleichzeitig den Blick weg auf die für selbstverständlich genommenen, aber nicht honorierten Aufgaben lenken. Eine Antwort kann und darf nur ganzheitlich erfolgen. Braucht es die Apotheken also noch?

1.2 Untersuchungsverlauf

Dieses Thema war relativ schnell gefunden, zumal es kaum zusammenfassende Arbeiten über die Leistungen der Apotheken gibt. Das Problem des Autors ist eher, die ganzen Quellen zu finden, die er über Jahrzehnte gelesen und wahrgenommen hat, welche auch die Argumente für eine andere Sicht auf die Dinge liefern sollen.

Das jedoch hat aufgezeigt, dass das Thema zu einer Dissertation taugt. Die vorhandene Tiefe sowie Breite des Wissens in seinem Fachgebiet, gepaart mit der Intention hinter dieser Arbeit, haben jedoch zu wenig Platz in diesem Living Case.

Auf Grund des nur 18-seitigen Umfangs der Arbeit wurde deutlich, dass die Thematik des kritischen Reviews über Apotheken nur losgelöst von den rein wirtschaftlichen Themen erfolgen kann. Den Blick des Verbraucherschutzes – nein, nicht den eindimensionalen Preisblick der heutigen Verbraucherschutzvereine – und der Patientensicherheit besitzen diese oftmals nicht.

So entsteht diese Arbeit bewusst mit diesem Blick darauf, der oftmals nicht gemacht oder beachtet wird, der ungern kommuniziert wird, obwohl es Kernaufgabe des Apothekers ist.

Die Methodik ergibt sich schon aus den Ausführungen des Autors: Reine Literaturrecherche. Die Breite des Wissens und damit die Performance einfach auf das Papier bringen und für die Argumentation nutzbar zu machen.

Die Gliederung des Hauptteils erfolgt bewusst in zwei Teilen. Als erstes kommen die gesetzlichen Grundlagen, um die juristischen Rahmenbedingungen aufzuzeigen und um bewusst die Intention des Gesetzgebers hinter den ganzen Gesetzen, die die Apotheke und auch den Beruf des Apothekers definieren, ans Tageslicht zu holen. Denn diese Intention ist Grundvoraussetzung für ein besseres Verständnis von Apotheke und deren Aufgaben. Eines kann man vorwegsagen: Die Wirtschaftlichkeit war keine Intention bei den gemachten Vorgaben der Legislative.

Der zweite Teil soll bewusst darlegen, was für Aufgaben die Apotheke nun wirklich hat. Das fängt mit der Erläuterung zu den hoheitlichen Aufgaben an und geht dann in den Verbraucherschutz in verschiedenen Facetten: diese Art der Aufgaben zeigen, die für Außenstehende so selbstverständlich und gleichzeitig nicht wahrnehmbar sind. Bewusst werden dort auch Urteile und Studien gebracht, die die Kernkompetenzen bzw. Kernaufgaben des Apothekers klar unterstreichen.

Als Quellen kommen auch Studien aus dem Ausland hinzu, weil in Deutschland Untersuchungen dazu fehlen, gleichzeitig die Problematik über die Leistungsanerkennung der Apotheker jedoch weltweit ähnlich ist.

In der Zusammenfassung werden nochmal die Punkte kurz erörtert und die Argumente gesammelt sowie das Fazit getroffen.

Wo es möglich war, kommen trotz allem wirtschaftliche Betrachtungen zu tragen, gerade weil der genannte Leistungsbereich zu gewaltigen Kosteneinsparungen führt, was für viele nicht greifbar ist. Das jedoch ist der Grund, warum es zu wenige Studien dazu gibt, obwohl es viele interessiert, die für die Finanzen des GKV-Systems verantwortlich sind.

2 Gesetzlicher Rahmen der Apotheke

Die gesetzliche Umgebung der Apotheke sorgt für einen der reguliertesten Bereiche, den es gibt. Die wichtigsten Gesetze regeln den Zugang über das Apothekengesetz, über die Apothekenbetriebsordnung und über die Bundes-Apothekerordnung. Im verschreibungspflichtigen Bereich besteht auch eine Arzneimittelpreisverordnung, um die Preise nicht dem freien Markt zu überlassen. Auf diese gehe ich kurz ein. Weitere Gesetze, die das Arbeiten in einer Apotheke stark beeinflussen, wie z.B. das Betäubungsmittelgesetz oder die Arzneimittelverschreibungsverordnung, lasse ich außen vor.

2.1 Apothekengesetz

Das ApoG wurde erstmalig am 20.8.1960 in Kraft gesetzt und regelt in §1 ganz klar die Aufgabe der Apotheken (Absatz 1; „die im öffentlichen Interesse gebotene Sicherstellung einer ordnungsgemäßen Arzneimittelversorgung der Bevölkerung"), die Zahl der Betriebsstätten (Absatz 2, 1 Hauptapotheke und bis zu drei Filialen) sowie den Erlaubnisgültigkeit (Absatz 3, auf den Apotheker und die benannten Räume) (BMJ, 2021).

Die Idee hinter Absatz 2 ist, dass der Inhaber immer noch persönlich führen kann und damit für den Patienten auch persönlich haftbar ist. Aufteilung der Woche aus Sicht der Behörde soll sein: 3 Tage Hauptapotheke und maximal 1 Tag pro Filialapotheke.

Auch die Erlaubnis auf die Person selbst auszustellen, stellt klar, dass der Apotheker persönlich greifbar und damit haftbar gemacht werden soll.

In §7 wird nochmal explizit auf die Folge der Erlaubnis hingewiesen: Diese verpflichtet zur persönlichen Leitung in eigener Verantwortung.

Auch §8 ist ein wichtiger Artikel, regelt er in Satz 1 ganz klar, dass nur eine offene Handelsgesellschaft die Art sein kann, eine Apotheke zu mehreren zu führen, wenn es kein Einzelunternehmen ist.

Noch deutlicher wird die Intention des Gesetzgebers in Satz 2 des §8: Hier werden explizit stille Teilhaberschaften, umsatz- oder gewinnabhängige Mieten und andere Formen umsatzabhängiger Entgelte ausgeschlossen.

2.2 Apothekenbetriebsordnung

Die ApBetrO wurde erstmalig am 9.2.1987 in Kraft gesetzt und ist in aktueller Form seit 29.3.2021 gültig (BMJ, 2021). Sie regelt ganz klar folgende Dinge: Definition von Apothekenleiter sowie dessen Rechte und Pflichten (§1), das Vorhalten eines Qualitätsmanagementsystems (§2) sowie die Vorgaben für das Apothekenpersonal (§3).

Im §4 wird dann ebenso die Beschaffenheit, Größe und Einrichtung einer Apotheke definiert. Satz 2 regelt dann folgendes: Die Mindestgröße beträgt 110m² und es muss ein Laboratorium vorhanden sein. Letzteres muss mindestens 12m² (FAQ ApBetrO Sachsen, 2014, S.5) groß sein. Ich selbst hatte 2003 bei der eigenen Apotheke in Leipzig die Größe von 15m² zu beachten.

Zudem werden Vorgaben gemacht, dass die Räume vor Zutritt Unbefugter geschützt sein müssen, und dass eine Herstellung von gängigen Arzneimitteln gesichert ist.

Weiterhin finden sich die Paragraphen darüber, wie mit Rezeptur- (§7) oder Defekturarzneimitteln (§8) zu verfahren ist. Ebenso ist vorgegeben, was in der Apotheke für mindestens sieben Tage an Lager und ergänzend im Notfalldepot sein muss (§15 (1) und (2)).

Die Lagerung selbst wird in §16 definiert, in §17 wird vorgegeben, wer Erwerb und Abgabe von Arzneimitteln und Medizinprodukten durchführen darf und wie damit umzugehen ist. In den Folgeparagraphen wird der Umgang mit Importen und Tierarzneimitteln definiert.

Frühere Versionen der ApBetrO hatten noch einen §25, der Vorgaben über sog. apothekenübliche Waren machte (BGBl. 195, 1995, S.1204.).

2.3 Arzneimittelpreisverordnung

Diese trat zum 1.1.1978 als Verordnung über Preisspannen für Fertigarzneimittel in Kraft. Zum 1.1.1981 wurde die heutige AMPreisVO erstmals gültig. Die damalige Regelung gilt noch immer für Preise, bei denen nur Direktbezug über Hersteller gültig ist, was auf das Krankenhaus zutrifft (BMJ, 2021).

Die Preisspannen und Aufschläge für Großhandel und Apotheken änderten sich insbesondere seit 2004 mehrmals. Zum GKV-GMG 2004 wurde erstmals die neue Preisgestaltung festgelegt, die Apotheken einen fixen Aufschlag garantieren sollte. Die Berechnung erfolgte auf Grundlage von 2002 (Hüsgen, U., 2011). OTC-Arzneimittel fielen jedoch raus aus der AMPreisVO, sodass ein Preiswettbewerb entstehen sollte, der auch sehr heftig entstand.

Der Preis für die Apotheke setzt sich wie folgt zusammen: Einkaufspreis plus 3% plus 8,10 €. Allerdings bekommen die Krankenkassen damals 2,00 € brutto Rabatt, weil die Kassen an den damals noch vorhandenen Rabatten der Apotheke partizipieren wollten (Hüsgen, 2011). Festgelegt ist dieser jedoch im §130 SGB V.

Die Preise im verschreibungspflichtigen Bereich bleiben fest, was auch seinen Sinn hat. Klar achten Verbraucherschutz und GKV nur auf die Preise und kennen eine Richtung, doch in der Marktwirtschaft gibt es genauso die Wege nach oben.

Die AMPreisVO bietet dahingehend die Sicherheit, dass bei Knappheit von Arzneimitteln die Preise nicht steigen. Schön zu sehen z.B. bei den Lieferengpässen, hier von Valsartan-Generika (apotheke adhoc, 23.04.2019): Nur das Original zu bekommen, jedoch zum gleichbleibenden Preis.

Auch bei erhöhter Nachfrage nach verschreibungspflichtigen Arzneimitteln, z.B. Tamiflu 2009 zur Schweinegrippe (Müller, M.U., 2017), steigen die Preise nicht.

Am 1.4.2007 dem GKV-WSG wurde für den Großhandel nochmal etwas geändert, mit AMNOG II zum 1.1.2012 wurde die Aufschlagstruktur wiederum angepasst.

Zum 1.1.2014 gab es dort erneut einen Eingriff seitens des Gesetzgebers. Bezahlt hat das letztendlich die Apotheke.

Zum 1.1.2013 bekamen die Apotheken erstmalig dann 8,35 € Aufschlag, also nach 9 Jahren erstmals etwas mehr (apotheke adhoc, 10.12.2012).

Der Apothekenrabatt ist seit 2015 bei 1,77 € brutto festgeschrieben (Hüsgen, U., 2015), obwohl die Apotheken kaum noch Rabatte bekommen. Diese greifen nun die Kassen selbst ab, kassieren also doppelt, obwohl die Ursprungsbegründung weggefallen ist.

Neu kam zum 1.8.2013 mit dem Apothekennotdienstsicherstellungsgesetz ein Aufschlag von 0,16 €, damit der Notdienst gewährleistet wird (BGBl. 113, 2013). Dieser wurde zum 1.1.20 erstmalig auf 0,21 € erhöht (DAZ, 2020).

2.4 Arzneimittelgesetz

Nicht zu vergessen ist das AMG, welches klar aufzeigt, was Arzneimittel sind und damit demonstriert, dass sie Ware besonderer Art sind.

§7 AMG regelt auch die Abgabe von Arzneimitteln, sei es durch Apotheker oder Tierärzte. Zudem wird im AMG auch definiert, was Apothekenpflicht und Verschreibungspflicht sind, sowie Ausnahmen und den Einzelhandel mit freiverkäuflichen Arzneimitteln. Damit wird die Bedeutung deutlich sichtbar, reguliert es jedoch auf andere Art die Arbeit und die Vorgaben von Apotheken und Arzneimittelabgabe (BMJ, 2021).

Die Geschichte des AMG zeigt jedoch auch, wie wichtig die Patientensicherheit ist. Auf Grund des Contergan-Skandals wurde 1964 in die Ur-Fassung des AMG von 1961 der §21 um die Absätze 1a und 1b erweitert, die nun klinische und vorklinische Studien zur Prüfung des Arzneimittels vor Zulassung vorgaben (BGBl.164, 1964).

Endgültig wurden alle Folgen aus dem Skandal dann mit der Neufassung des AMG vom 24.8.1976 (BGBl.176, 1976) beseitigt.

3 Aufgaben der Apotheke

3.1 Hoheitliche Aufgaben

Aufgaben, werden als „hoheitliche Tätigkeiten" benannt, wenn deren Durchführung bzw. Erfüllung qua öffentlichen Rechtes in der Hand des Staates liegen, egal, ob durch direkte oder indirekte Staatsverwaltung (Juraforum.de, 2021).

Die Ausübung von hoheitlichen Tätigkeiten wird im Art. 33 GG geregelt. Gemäß Art. 33 Abs. 4 GG kann jedoch ein Angehöriger des öffentlichen Dienstes diese Aufgaben übernehmen, sofern er in einem öffentlichen Dienstverhältnis steht (GG, 2021). Auch ein Abweichen davon ist möglich, indem man Privatpersonen damit betraut.

Da Apotheken und Apotheker klar gesetzlich definiert sind (ApoG, ApBetrO, BApO, alle BMJ, 2021), die Apotheken der Überwachung durch Behörden (Bsp. NRW: Amtsapotheker der Gesundheitsämter; LZG NRW, 2021) unterliegen und regelmäßig inspiziert werden (Richtlinie SH, 2019), der Apothekenleiter verschiedene Vorgaben erfüllen muss und Apotheke sowie Apotheker bei der jeweiligen Apothekerkammer geführt werden (welche selbst eine Körperschaft öffentlichen Rechts ist), kann man das sehr gut als indirekte Staatsverwaltung bezeichnen.

Vor allem wird jedoch eine amtliche Apothekenbetriebserlaubnis nötig. Diesen Umstand verdanken wir dem berühmten Apothekerurteil des BVG, in dem es selbst feststellt (Meyer, H; 1958): „Wer eine Apotheke betreiben will, bedarf der Erlaubnis der zuständigen Behörde" und weiter „daß eine geordnete Arzneimittelversorgung zum Schutz der Volksgesundheit unumgänglich ist".

Schutz der Bevölkerung ist eine ureigene hoheitliche Aufgabe!

Wie aus 2.1. deutlich hervorgeht, ist im Apothekengesetz die ordnungsgemäße Versorgung der Bevölkerung die Hauptaufgabe. Diese hoheitliche Aufgabe ist in anderen Worten: Arzneimitteldistribution.

Da diese nicht nur zu Geschäftszeiten stattfindet, gehört zu dieser hoheitlichen Aufgabe der Arzneimittelversorgung auch die Versorgung im Nacht- und Notdienst.

In §4 (2) ApBetrO wird klar definiert, dass ein Nachtdienstzimmer vorhanden sein muss. Dieser Nacht- und Notdienst, den die Apotheken mal mehr, mal weniger leisten, wird jedoch erst seit 2013 mit dem ANSG gesetzlich anerkannt und auch finanziert sowie bezahlt. Die Finanzierung wird über eine Packungspauschale von anfänglich 0,16 € pro Packung, seit 1.1.20 von 0,21 € bezahlt. Da ausländische Versender keinen Notdienst leisten, werden sie nun so zur Finanzierung dieser hoheitlichen Aufgabe mit einbezogen.

Eine weitere hoheitliche Aufgabe ist die reine Notfallversorgung. Das betrifft als allererstes die Versorgung von Antidota und Arzneimitteln. §15 ApBetrO legt ganz genau fest, dass als erstes der Vorrat an Arzneimitteln und apothekenpflichtigen Medizinprodukten für mindestens eine Woche vorrätig sein soll. Derselbe Paragraf definiert dann jedoch ebenso, welche Arzneimittel und Antidota an Lager (Abs. 1; Bsp.: medizinische Kohle zu 50g, Tetanus-Impfstoff, Opioide zur Injektion und Glucocortikoide zur Inhalation) oder im besten Fall sehr schnell zu beschaffen sein sollen (Abs. 2; Bsp.: Schlangengift-Immunserum oder Diphtherie-Antitoxin vom Pferd) (BMJ, 2021).

3.2 Verbraucherschutzaufgaben

Eine der wichtigsten Aufgaben in Bezug auf Verbraucherschutz ist die Sicherstellung der Arzneimittelsicherheit. Seit 2011 existiert auch die EU-RL 2011/062/EU, die sog. Fälschungsrichtlinie. Diese war nötig, weil durch den Versand die Einfallstore in die Lieferkette größer geworden sind. Dabei empfiehlt schon die WHO 1999 den Kauf von Arzneimitteln aus der legalen Lieferkette. Bei uns ist das die Vertikale Pharmaindustrie – Großhandel – Apotheke. Vor dem Internet wird gewarnt, weil die Fälschungssicherheit nicht gewährleistet werden kann (WHO, 1999).

Wie zum Beweis postuliert Interpharma auf deren Homepage, dass die WHO äußert, dass 10% aller Arzneimittel weltweit Fälschungen und bei illegal besorgten Arzneimitteln sogar über 50% derer gefälscht sind (Interpharma, 2021).

Die Swissmedic kommuniziert, dass 25%(!) der Fälschungen in der Schweiz aus Westeuropa, hier vor allem GB und D kommen (Swissmedic, 2020).

Relativ aktuell ist die Empfehlung von BfArM und EMA in Bezug auf den Onlinekauf, als die Pandemie 2020 losging. Dort steht wörtlich: „Um sich vor betrügerischen Verkäufern zu schützen, kaufen Sie Arzneimittel nur in einer örtlichen Apotheke oder in einer bei den Behörden registrierten Online-Apotheke ein." (AZ, 30.03.2020).

Zum besseren Schutz vor Fälschungen wurde zum 9.2.2019 in Deutschland basierend auf der Commission Delegated Regulation (EU) 2016/161 Securpharm umgesetzt. (EU, 2016). Die ABDA beschreibt es sehr genau: „Während die pharmazeutischen Unternehmen jede einzelne Packung von rezeptpflichtigen Medikamenten in einer Herstellerdatenbank hochladen, buchen die Apotheken jede Packung bei der Abgabe an den Patienten aus einer korrespondierenden Apothekendatenbank wieder aus. Da jede Packung mit Seriennummer und Erstöffnungsschutz ein Unikat ist, würde eine zweite Ausbuchung einen Fälschungsverdachtsalarm auslösen, der eingehend untersucht würde. Insofern macht „securPharm" die Arzneimittel aus deutschen Apotheken noch sicherer als bisher" (ABDA, 2020, S.51).

Was nichts anderes bedeutet, dass Arzneimittel vor Abgabe nochmal von den Apotheken zu kontrollieren und auch auf Echtheit zu überprüfen sind. Extraaufwand, der nicht bezahlt wird, sondern weitere Kosten verursacht, wie EDV-Investition und monatliche Kosten (apotheke adhoc, 28.02.2018). Damit einhergehend wurde die Meldepflicht von Auftreten einer Fälschung auf den Verdacht einer Fälschung erweitert (apotheke adhoc, 31.01.2018).

Spannend ist zudem, dass die Distribution – als Folge der Fälschungsrichtlinie – seit 2013 der überarbeiteten EU-RL 2013/C 343/01 untersteht. Die komplette Lieferkette soll nachverfolgt werden und ist zudem temperaturüberwacht (EU, 2013).

Apotheken haben die Temperaturen in ihren Räumen als auch in den Kühlschränken zu dokumentieren, die Großhändler müssen zudem temperaturstabile und -dokumentierte Lieferungen durchführen, alles für die Patientensicherheit und dafür, dass auch am Arzneimittel nichts kaputt geht. Die

Temperaturdokumentation ist aus eigener Erfahrung ein sehr beliebter Bereich bei Kontrollen durch die Aufsichtsbehörden.

Der Versand, auch aus Holland, zu den Patienten unterlag jedoch mitnichten der GDP bzw. wird dementsprechend nicht kontrolliert (apotheke adhoc, 07.08.2018). Mit dem VOASG (BGBl. 120, 2020) wurde zum 15.12.2020 Abhilfe geschaffen, damit auch Versender den Transport temperaturstabil gewährleisten (PZ, 23.10.2020). Wie ernst es jedoch wirklich ist, zeigt die Antwort auf die kleine Anfrage der Linken im Bundestag vom Februar 2020 (PZ, 16.02.2021). Dort ist die Antwort des BMG, dass man den niederländischen Behörden vertraue und auch darauf, dass sich die Versender selbst an die Vorgaben halten.

Aus eigener Erfahrung weiß ich, dass die Kosten für einen GDP-konformen Versand das große Problem sind. Damit wird der Versand nämlich deutlich unattraktiver.

Wenn man den Versand weiterhin zulassen will, dann sollte er jedoch nicht weiter bevorzugt werden und sich an dieselben Spielregeln halten.

Die komplette Freigabe des Versandhandels mit dem GKV-GMG 2004 war im Übrigen eine rein politische Entscheidung, die – meine Wahrnehmung als Zeitzeuge – lobbygesteuert war: Kommuniziert im Bundesgesetzblatt am 19.11.2003 (BGBl. 103, 2003), kam am 11.12.2003 ein Urteil des EU-GH, welches zwar die Freigabe des Versandhandels erlaubte, jedoch den mit verschreibungspflichtigen Arzneimitteln aus Verbraucherschutzgründen zur Ländersache machte und eben nicht empfahl (EuGH C-322/01, 2003).

In der Schweiz unterliegt der Versandhandel auch mit OTC-Arzneimitteln nicht ohne Grund der Rezeptpflicht (HMG, 2021, Bundesgerichtsurteil CH 142 II 80, 2015).

Zudem ist die Apotheke die letzte Instanz vor Abgabe an den Patienten, sprich, sie hat einen Anteil, wie erfolgreich die Therapie ist, und die prüft, ob alles passt.

Wie wichtig diese Aufgabe ist, zeigt ein Fall aus der Schweiz, im Kanton Aargau, der, wie Deutschland, nur Belieferung durch Apotheken erlaubt (Pharmasuisse, 2021, S.13). Darauf gehe ich später nochmal ein. Doch das zu dem Fall gesprochene Urteil (apotheke adhoc, 23.11.2013) zeigt mehrere Dinge:

1. Eigenverantwortung des Patienten, nach der er immer ruft, wird nicht wahrgenommen.
2. Ärzte machen selbst auch Fehler.
3. Die Apotheke wird als Kontrollinstanz deutlich gesehen.

Umso wichtiger ist die Kommunikation dieser Aufgabe im System, gerade in Zeiten des Internets, in der sich Selbstüberschätzung breit macht. Womit wir bei Erkenntnis 1 sind: Der Patient kommt seiner Eigenverantwortung nicht nach, egal, ob er nicht kann oder will.

Die Medien jedoch gaukeln ihm Sicherheit und Kompetenz vor, unterstützen z.B. die medial gut wirksamen Stiftung Warentest-Aussagen zu Medikamenten (Stiftung Warentest, 24.06.2019), die sich spannenderweise immer nur auf einen Experten, Prof. Gerd Glaeske, berufen. Deren Analgetika-Empfehlung steht jedoch z.b. bei Kombinationspräparaten der Empfehlung der Deutschen Kopfschmerz- und Migränegesellschaft konträr gegenüber, die das in ihren Therapieempfehlungen formulieren (DKMG, 2018, S.9).

Selbst wenn die Patienten, wie meine eigene Erfahrung zeigt, es nicht wahrhaben wollen. Doch wie oft konnte und musste ich den Patienten im Selbstkauf korrigieren? Wie oft will der Patient – meine fachliche Meinung – pharmakologischen Müll à la Wick MediNait? Dabei würde niemand Hustenblocker, Paracetamol, Alkohol und Schlafmittel zusammen einnehmen – doch die Patienten wollen es, weil man ja so gut schläft.

Vergessen wird nämlich, dass Arzneimittel Ware besonderer Art sind. Sie sind nicht ohne Grund Arzneimittel, doch der Patient meint, er weiß es besser als die, die es studiert haben. Bevor gleich die Evidenz angemahnt wird – das ist jahrzehntelange Erfahrung im Umgang mit uns. Verstärkt durch die Medien, vermehrt gewachsen durch Onlinehandel und Internet. Der Kunde informiert sich heute nun vorher (Weißenfeld, F., 2016).

Dabei tauchen bei 21,2% der Patientenwünsche im OTC-Bereich eben arzneimittelbezogene Probleme (ABP) auf. 81,4% hatten ein ABP, 18,6% hatten zwei oder derer mehr (Eickhoff, C., Griese, N., Hämmerlein, A.& Schulz, M., 2009). Würden also die Apotheken in diesen Fällen nicht eingreifen, gäbe es deutlich mehr

Neben- und Wechselwirkungen durch unsinnigen oder unsachgemäßen Gebrauch dieser Arzneimittel.

Zudem wird im Apothekenbereich gerade in Kommunikationstrainings erklärt, dass man den Bedarf des Kunden ermitteln soll (my-cme, erfolgreicher verkaufen, 2020). Daneben wird immer klar gemacht, dass Fragen zum Patienten und Anwendung des gewünschten oder rezeptierten Medikaments gestellt werden sollen, z.B. „Ist das Medikament für Sie?" oder „Nehmen Sie weitere Medikamente ein?" (PTA-Forum, 2015).

Mehr aktiver Verbraucherschutz ist nicht möglich. All das passiert in den Beratungsgesprächen, für die die Apotheken kein Geld bekommen. Im Gegenteil, sie sind auf den Verkauf angewiesen.

Die Patienten wollen auch nichts dafür bezahlen, der Beratungsklau greift um sich. In meiner eigenen Apotheke kam das seit Quartal I/2004 vor, verstärkt jedoch seit Durchbruch des Versandhandels. So kam Ende 2008 und dann Anfang 2009 nochmal mein Team zu mir und sagte, wir müssen etwas machen, denn die Kunden kommen zu uns und sagen uns ins Gesicht: „Wir lassen uns bei Ihnen beraten und kaufen woanders!" (Team 2008/2009).

Dabei ist der Verbraucherschutz so wichtig. Ich komme immer wieder zu den Themen ABP und Compliance zurück. Denn auch im OTC sind wichtig: 29,7% der Selbstmedikation sind als ungeeignet anzusehen, bei 20,5% ist das Präparat ungeeignet, bei 17,1% liegt ein Verdacht auf Missbrauch oder zu lange Anwendung vor und 6,8% wurde die falsche Dosierung verlangt. Bei 6% lag gar eine Kontraindikation vor, die ohne Kontrollinstanz Apotheke nicht aufgedeckt worden wäre (Eickhoff, 2009).

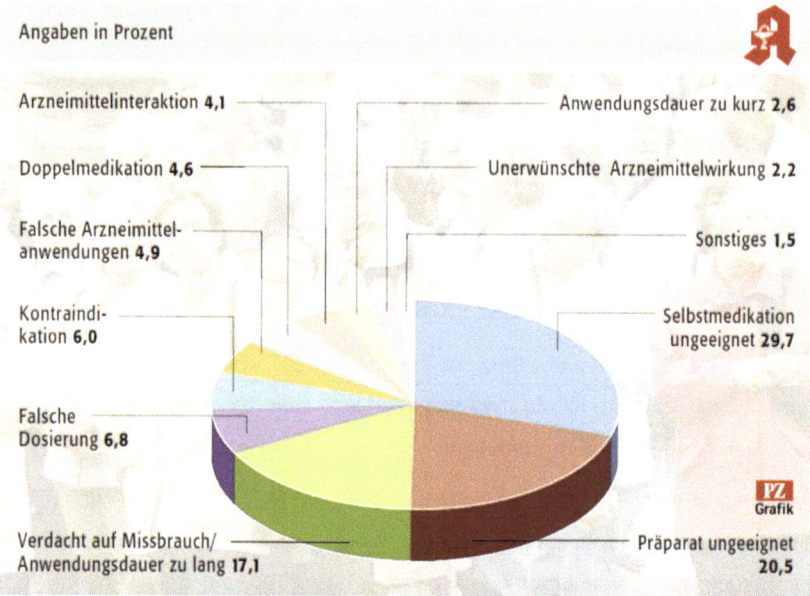

Angaben in Prozent

Arzneimittelinteraktion 4,1

Doppelmedikation 4,6

Falsche Arzneimittel-
anwendungen 4,9

Kontraindi-
kation 6,0

Falsche
Dosierung 6,8

Verdacht auf Missbrauch/
Anwendungsdauer zu lang 17,1

Anwendungsdauer zu kurz 2,6

Unerwünschte Arzneimittelwirkung 2,2

Sonstiges 1,5

Selbstmedikation
ungeeignet 29,7

Präparat ungeeignet
20,5

Abbildung 1: Häufigkeit der unterschiedlichen ABP

Quelle: Eickhoff, C., Griese, N., Hämmerlein, A. & Schulz, M., (2009), Chance und Auftrag für Apotheke, Abb. 1, in: Pharmazeutische Zeitung 39/2009, 3606-3615

Dass die Kontrollfunktion wichtig ist, auch im Rezeptbereich, zeigt z.B. Nicolas in ihrer Studie im IJCP 2013: 11,2% aller verschriebenen Arzneimittel waren mit Problemen belegt, 18,0% der Patienten hatten ein ABP. Geht man dort in die Tiefe, erkennt man vier Problemfelder, von der Position zwei bis vier genannt seien: unbekannte Dosis 21,7%, Patient unsicher durch generische Substitution 13,5% und ungenügendes Wissen des Patienten im korrekten Umgang mit dem Arzneimittel 10,9% (Nicolas, A., Eickhoff, C., Griese, N. & Schulz, M. 2013).

Die Apotheken sorgen also für eine Beseitigung v.a. der Wechselwirkungen. Weiterhin nennen sie dem Patienten die richtige Dosis. Auch nehmen sie dem Patienten die Angst bei der Substitution oder bringen ihm den richtigen Umgang mit dem Arzneimittel bei (Nicolas, 2013). Diese letzten drei Punkte zeigen sehr deutlich, dass die Apotheken das Kommunikationsdefizit der Ärzte ausgleichen und für eine erfolgreichere Therapie sorgen.

3.3 Kontrollfunktion und Kooperationspartner vom Arzt

Aus Erfahrung weiß ich, dass dies den Ärzten mitnichten gefällt, dabei ist das eine der, wenn nicht die Kernaufgabe einer Apotheke. Dies ist positiv zu sehen, v.a. aus Patientensicht, wenn Ärztefehler beseitigt oder die Ärzte in ihrer Therapieauswahl unterstützt werden.

Beim Thema Kontrollinstanz vom Arzt kommen wir wieder zu dem Fall aus dem Kanton Aargau (apotheke adhoc, 2018): Dort bekam eine Frau von ihrem Arzt Cefuroxim trotz bekannter Allergie dagegen bei einer Bronchitis verschrieben und löste in der Apotheke das Rezept ein. Arzt als auch die Kollegin übersahen die dokumentierte Cefuroxim-Allergie und die Patientin verstarb an einem anaphylaktischen Schock.

In erster Instanz wurde der Arzt von der fahrlässigen Tötung frei-, die Apothekerin für schuldig gesprochen (apotheke adhoc, 2018). In zweiter Instanz blieb man bei dem Urteil, allerdings mit höherer Geldzahlung für die verurteilte Kollegin (Tagblatt, 13.05.2020).

Doch nicht nur in der Schweiz sieht man die Überwachungsfunktion des Apothekers, auch in Deutschland nimmt man dies außerhalb von Politik und Parteien des Sozialsystems wahr. Am 07.08.2013 verurteilte das OLG Köln einen Apotheker zu Zahlung von 200.000 € Schadensersatz plus 2.513,38 € vorprozessuale Gerichtskosten, weil seine Apotheke einen Arztfehler nicht beseitigt hatte. Hier wurde einem Frühchen 2x tgl. 1 Tropfen Metildigoxin verschrieben, die Sprechstundenhilfe machte auf dem Rezept dann eine Packung von 50 Tabletten daraus und die Apotheke gab das Medikament falsch ab. Das Kind hatte die klassischen Nebenwirkungen, einen Herzstillstand samt hypoxischen Hirnschaden. Der Arzt wurde ebenso wie der Apotheker verurteilt.

„Der Arzt hat die falschen Tabletten verschrieben, der Apotheker hat sie pflichtwidrig abgegeben", so steht es im Urteil selbst und es wird betont: „Ein blindes Vertrauen auf die Verordnung des Arztes darf es nicht geben." (apotheke adhoc, 14.08.2013; OLG Köln, 5 U 92/13, 2013).

Die Apotheke ist eben die letzte Stelle vor dem Patienten, die ihn aufklären, unterstützen und für dessen Sicherheit sowie Compliance sorgen sollte.

Gerade beim Thema Compliance ist nämlich viel Geld zu machen. Die Pharmasuisse betrachtet das in ihren jährlichen Fakten immer als eigenen Punkt. Dabei müsste das Thema gerade für die Kassen aus finanzieller Sicht interessant sein. In der Schweiz spricht die Pharmasuisse von finanziellen Folgen von 30 Mrd. CHF pro Jahr durch Therapieuntreue (pharmasuisse, 2021, S.46).

Da man Deutschland im Vergleich zu der Schweiz immer mit dem Faktor 8-10 nehmen kann, machen diese Folgen fehlender Therapietreue in Deutschland also geschätzt rund 218,5 bis 274,5 Mrd. € aus. Das ist in der oberen Schätzung mehr als die Ausgaben der GKV selbst: Diese betragen nämlich 262,64 Mrd. € in 2020 (BMG, 2021).

Doch man sieht deutlich, welch hohe Summen eine Therapieuntreue dem System kosten. Mit konsequenter Nutzung des Wissens der Arzneifachleute in den Apotheken kann man allein davon einen wichtigen Teil wieder hereinholen. Leider hat es noch keiner geschafft, das genau zu messen, um es begreifbar zu machen.

Kommen wir zurück zur Sicherheit und damit zur Studie von Nicolas (2013). Das größte Problemfeld sind die Wechselwirkungen, die durch die Apotheker aufgedeckt werden: 22,9% (Nicolas, 2013).

Auch Griese kommt in ihrer Aktionswoche ABP im Jahr 2005 zu dem Ergebnis, dass die Arzneimittelinteraktionen das größte Problem darstellen: 8,61% aller ABP. Sie stellt jedoch auch fest, dass 9.390 bzw. 90,1% der in der Aktionswoche dokumentierten 10.427 ABP eben verschriebene Arzneimittel betreffen und nur 8,6% den OTC-Bereich.

In 60,5% der Fälle wurde der Arzt kontaktiert, in 36,5% der Fälle ging das ohne Arztkontakt. Dabei wurden 81,5% der ABP-Fälle komplett und 10,8% teilweise gelöst (Griese, N., Hämmerlein, A. & Schulz, M., 2006).

In den Niederlanden kommt man zu ähnlichen Ergebnissen wie in Deutschland. 4,3% aller Rezepte müssen bearbeitet werden, bei reinen Arzneimittel-Verschreibungen sind es 4,9% aller Rezepte. Auch hier hat man mit 22,2% aller ABP eine ähnlich hohe Quote, wenn es um potenziell klinische Folgen durch diese Fehler geht. Spannend ist, dass man dort ausrechnet, dass eine Apotheke 2,8 ABP in Bezug auf verschriebene Arzneimittel pro Tag bearbeitet (Buurma, H., de Smet, P.A.G.M, van den Hoff, O.P. & Egberts, A.C.G., 2001).

Nimmt man die Zahlen von Griese (2006), müssen in Deutschland 1,9 Rezepte pro Tag und pro Apotheke bearbeitet werden.

Interessant ist dann die Feststellung, dass aktuelle Studien (van Loon et al., 2021) aus den Niederlanden die Zahlen bestätigen. Dort wird bei 1 von 20 Rezepten pro Tag eingegriffen. Genauer sind es 5,5% in 2020 (bei reinen AM-Verschreibungen gar 6.0%, zum Vergleich in 2001: 4,9%).

Dabei kommt es bei gut einem Drittel zur Bearbeitung von ABP, die gelöst oder beseitigt werden können: 31,9% der ABP waren falsche Stärke oder Dosis, 13,8% Doppel- oder Überverordnung, 12,9% falsche Therapiedauer und 12,1% waren ungeeignete Darreichungsformen (van Loon et al., 2021). Dazu muss man dann wissen, dass die Niederlande schon länger auf das e-Rezept setzen (DAZ, 2017). Womit jedoch deutlich wird, dass das aktuell diskutierte Allheilmittel e-Rezept zu mehr Eingriffen durch die Apotheke führt (Buurma, 2001 versus van Loon, 2021). Leider ist der Rahmen zu eng, um darauf einzugehen.

Holt man den Apotheker – womit wir in die Kooperationsfunktion kommen – ins Medikationsmanagement dazu, ergibt sich, dass z.B. in der Schmerztherapie signifikant mehr Patienten keine ABP haben. Gleichzeitig haben die Patienten, die nicht das Medikationsmanagement des Apothekers genießen können, signifikant häufiger mehr als 4 ABP (47% im Vergleich zu 32% aus der Medikations-managementgruppe). Die Gesamtzahl an ABP nimmt von 61% in der Kontrollgruppe auf 47% in der Medikationsmanagementgruppe ab (Schiek et. al, 2015).

Die obige Aussage betrifft zwar das Krankenhaus, zeigt jedoch sehr gut die Kompetenz, die der Apotheker besitzt. Auch im Offizinalltag kann man das sehen. Bei Antibiotika-Verschreibungen für Kinder ist die Kommunikation zwischen Apotheker und Arzt auch sehr wichtig. Sie senkt die Rate der ABP um 22,9%. Dabei stellte man fest, dass 62,2% der ärztlichen Verschreibungen ABP enthielten. Davon entfielen 79,3% auf eine ineffektive Therapie und 20,7% auf die Therapiekosten. Gerade die ineffektive Therapie ist bei Antibiotika dramatisch. Im therapeutischen

Bereich wiederum unterteilten sich die Fehler wie folgt: Häufigkeit der Medikamentenverabreichung (80,1%), unangemessene Auswahl der Medikamentendosis (17,2%), Wechselwirkungen mit anderen Medikamenten (9,6 %), unzureichende Auswahl des Medikaments (12,2 %), eine subtherapeutische Dosis (4,1 %) und eine zu hohe Medikamentendosis (0,5 %) (Astuti, D., Andrajati, R. & Supardi, S., 2017).

Auch Behandlungen im Bereich der koronaren Herzkrankheiten zeigen die Problematik der ABP auf. Immer wieder kommt man auch unweigerlich zu Compliance und Therapietreue. 2007 waren es 11,5% der Verschreibungen und in 2017 18,6% derer, die bei blutdrucksenkenden Mitteln eine andere Dosierung als in den offiziellen Monographien vorgegeben, verordneten. Selbst wenn die Tageshöchstdosis nicht überschritten wird, so kann jede weitere Tablette bzw. jeder weitere Einnahmezeitpunkt negative Auswirkungen auf die Medikamentenadhärenz haben. Aus Apothekersicht sind das ABP, die ein Eingreifen erfordern. Eine atypische Verordnung erhöht die Komplexität des Medikationsregimes. Im Jahr 2017 waren mehr 10% verschriebenen antihypertensiven Arzneimittel in dieser Form rezeptiert (Marineci et al., 2020).

In Indonesien versuchte man z.B. herauszufinden, was die Rolle der Apotheke bei der Veränderung von Arzneimittelkosten und arzneimittelbezogener Problemprävention bei der gesetzlichen Krankenkasse im Bereich der ambulanten Geriatrie sind. Heraus kam, dass zwar die Arzneikosten nach einem Hinzuziehen des Apothekers gestiegen sind, die Gesamtkosten jedoch sanken, weil die Kosten für unerwünschte Arzneimittelereignisse dadurch gesenkt werden können (Latifah, Sauriasari R. & Firzawati, 2017).

Die Problematik, Kosten herauszuarbeiten, die diese Kontrollfunktion für das ambulante System erwirtschaftet, ist bekannt. So gab es einen ersten Modellierungsansatz, der folgendes feststellte: 2007 gab ca. 2 Mio. Erwachsene, die Medikamente einnehmen und gleichzeitig ein ADE bzw. eine UAW erlitten. Die Gesamtkosten dafür wurden auf 816 Mio. € beziffert, was 381 € pro Fall ausmacht. Die Kosten setzten sich zusammen aus Kosten für den Krankenhausaufenthalt (58%), für den Besuch in der Notfallaufnahmen (11%) und für die Langzeitpflege (21%). Interessant dabei, dass die Häufigkeit und Kosten der ADE niedriger waren als alle Sensitivitätsanalysen vermuten ließen (Stark, R.G., John, J. & Leidl, R., 2011).

Die 816 Mio. € sind nur die Untergrenze, als Obergrenze für die Kosten der UAW in Deutschland postuliert Stark (2011) 1,292 Mrd. €.

Auch in anderen Ländern macht man sich Gedanken über die Kosten. So kommt eine italienische Studie zu der Feststellung, dass in der Toskana 3,406 Mio. € pro 1 Mio. Einwohner für UAW ausgegeben werden, gleichzeitig wird ein Potential an Kosteneinsparung von 1,533 Mio. € pro 1 Mio. Einwohner ausgerechnet, wenn man im Vorhinein ABPs beachtet (Convertino et al., 2019).

Wegen meiner neuen Heimat Schweiz möchte ich nochmal kurz auf die Distribution eingehen. In Deutschland darf nur eine Apotheke ein Medikament verkaufen oder Rezept beliefern, in der Schweiz dürfen auch Ärzte Medikamente selbst mitgeben und verkaufen, was in den meisten Kantonen auch der Fall ist (Pharmasuisse, 2021). Damit geht jedoch genau diese Kontrollfunktion verloren, die die Apotheker haben.

Man könnte natürlich meinen, dass das günstiger kommt, wenn Ärzte selbst abgeben, was in der Schweiz Selbstdispensation genannt wird. Auf den ersten Blick scheint sich das zu bestätigen, weil die Kosten für Arzneimittel im SD-Kanton 6% geringer ausfallen und die Patienten gleichzeitig mehr Generika nehmen. Im Gegensatz dazu sind dann die ärztlichen Kosten um 8% höher als in den non-SD-Gebieten (BAG, 2016, S.13). Allerdings kann ich dazu gleich passende Gründe geben.

Als erstes bzgl. der Generika-Quote. Ein Beispiel aus der eigenen Apotheke: Die Patientin hat auf einem Rezept bei uns das Original Cymbalta stehen, wollte das unbedingt, obwohl austauschbar gegen Generikum. Ein riesiger Aufstand, obwohl ruhig erklärt. Monate später sehe ich diese bei meinem Hausarzt wieder. Die Sprechstundenhilfe sagt ihr, dass es nur noch Duloxetin mepha gäbe und es dasselbe sei wie das bisherige Cymbalta. Keine Widerworte der Patientin.

Dann auch noch die zigfach gemachte Erfahrung, dass der Patient zu uns in die Apotheke kommt, er gewisse Medikamente auf Rezept holen will, die aber nicht erstattungsfähig sind. Reaktion: Patient geht wieder zum Arzt, welcher ihm das

Medikament gibt, und der Patient muss nichts bezahlen. Auch wenn das Selbstbetrug des Patienten ist, denn hierbei werden die Arzneimittel nur nicht korrekt abgerechnet - um das Wort „Kassenbetrug" zu vermeiden.

3.4 Weitere Aufgaben

Um gleich in der Schweiz zu bleiben, denn sie zeigt etwas, was in Deutschland geflissentlich übersehen wird: Die Apotheke als Teilnehmer und Pfeiler in der Grundversorgung. Dabei hat die Apotheke einen sehr niedrigschwelligen Zugang für Patienten (BAG, 2016). Die Neupositionierung soll gleichzeitig den Bedürfnissen der Patienten entsprechen (BAG, 2016, S.16).

Auch in meiner eigenen Apotheke damals sind die Kunden ob unserer Kompetenz gekommen. Wir hatten ein sehr breites Spektrum an Erkrankungen und Symptomen, die wir behandeln konnten und durften. Dieser niedrigschwellige Zugang zu einem examinierten Heilberuf ist in Deutschland niemals Thema, dabei spart die erste Triage durch den Apotheker dem System auch nochmal Geld nebst der Tatsache, dass der Patient schnelle Hilfe bekommt.

Neben dieser doch starken Verbraucherschutzarbeit kommen noch ein paar andere Aufgaben hinzu. Als erstes sei da die Inkasso-Funktion genannt, die die Apotheken seit 1977 für die Krankenkassen übernehmen, ohne jedoch Geld dafür zu sehen (Edalat, A., 2017). Dabei machen die Zuzahlungen für 2019 2,212 Mrd. € aus (ABDA, 2020, S.36). Das Geld wird einfach von den Kassen gegengerechnet gegen das, was vom Rechenzentrum für die mit der jeweiligen Krankenkasse abgerechneten Rezepte auf das Konto der Apotheke fließt.

Als weitere Aufgabe kommt die Pandemieversorgung hinzu. Wie in der Schweiz auch waren in Deutschland plötzlich Schutzmaterial und Desinfektionsmittel nicht mehr vorhanden. Doch unter welchen Bedingungen sollten die Apotheken einspringen: Kein Alkohol mehr lieferbar, keine Flaschen und Gläser, dazu Rechtsvorschriften, die die Herstellung erschweren (apotheke adhoc, 03.03.2020). Um dann doch auf Ausnahmegenehmigung umzustellen (apotheke adhoc, 04.03.2020).

Höhepunkt war dann die Versorgung der berechtigten Bevölkerung mit FFP2-Masken. Der Referentenentwurf wurde am 9.12.2020 öffentlich, die Versorgung sollte zum 15.12.2020 losgehen, mit jeweils 3 Masken pro Patienten. Für 2021 waren dann weitere 12 Masken pro Person vorgesehen (DAZ, 09.12.2020). Dabei weiß ich von vielen Kollegen, dass sie die Herausforderung hatten, in der kurzen Zeit überhaupt so viele FFP2-Masken zu beschaffen.

Eine weitere Aufgabe ist die Gesundheitsprävention. „Die fast 19.000 Apotheken in Deutschland haben jedes Jahr ca. eine Milliarde Patientenkontakte. Das gibt ihnen ein ungeheures Potenzial in der Krankheitsvorsorge. Apothekerinnen und Apotheker beraten in der Offizin zu Ernährungsfragen und zur Prävention. Sie gehen in die Schulen und halten dort Vorträge zur Suchtprävention oder beraten Pflegepersonal im Wundmanagement." (einfach-unverzichtbar.de von ABDA, 2021).

4 Zusammenfassung und Fazit

Wenn man sich §1 ApoG (BMJ, 2021) genau anschaut, ist die erstgenannte Aufgabe die Logistik, weil eine Versorgung der Bevölkerung immer eine logistische Aufgabe darstellt. Da geht es z.B. dem Lebensmitteleinzelhandel nicht anders.

Auch bei der Logistik zeigt sich, wie unverzichtbar die Apotheken sind. Die Versorgung in der Pandemie mit den FFP2-Masken ab Dezember 2020 (DAZ, 10.12.2020) lief über die Apotheken, weil die Struktur existiert und keiner anderer Logistiker so schnell so klar für den Patienten arbeiten kann.

Im Gegenteil, das BMG war dazu selbst nicht in der Lage. In Österreich hingegen wurden 10er Packs im Auftrag des Gesundheitsministeriums per Post direkt an die Patienten über 65 Jahre verschickt (Wiener Zeitung, 28.12.2020).

Ja, aus Sicht der Transaktionskosten ist die Apotheke dann auch nur eine Handelsstufe, die man einsparen könnte. Dabei kosten die Apotheken dem GKV-System nur 2.1% aller Ausgaben dessen (ABDA, 2020, S.30). Was im Übrigen seit Jahrzehnten immer weniger als die Hälfte der Ausgaben für die GKV-Verwaltung selbst sind. In harten Zahlen sind das für den Wertschöpfungsanteil nach AMPreisVO 5,35 Mrd. € (ABDA, 2020, S.32).

Doch wie man erkennen kann, sind die Gesetze so aufgebaut, dass der Patientenschutz über allem steht. Angefangen vom AMG (BMJ, 2021), was in seiner Version seit 1976 alle Fehler aus dem Contergan-Skandal ausbügelte und darin auch den Vertriebsweg und deren Ausnahmen regelt oder in §7 gezielt die Abgabe von Arzneimitteln.

Weiter macht die BApO (BMJ, 2021) deutlich, welche Voraussetzungen erfüllt sein müssen, um überhaupt Apotheker zu werden und die für die Berufsausübung notwendige Approbation zu erlangen. Für Scharlatanerie ist kein Platz.

Das ApoG (BMJ, 2021) regelt klar, was die Aufgabe ist (§1), schafft die rechtlichen Voraussetzungen, wer eine Apotheke betreiben darf, und sorgt dafür, dass der Apotheker persönlich für seine Entscheidungen haftet und schließt zudem stille Teilhaberschaften oder Kapitalbetriebe bzw. Investoren kategorisch aus (§8 Satz 2).

Dies sieht man auch deutlich am Urteil aus Köln, als es um die Überdosierung mit Digitoxin und den Folgeschäden daraus ging (apotheke adhoc, 2013). Die Richter sehen die Verantwortung des Apothekers, zu der die Kontrolle des Arztes gehört.

Die ApBetrO (BMJ, 2021) regelt nochmal die Begebenheiten, wie eine Apotheke auszusehen hat, schreibt vor, was bei Lagerhaltung zu beachten ist, und regelt wiederum, wer Leiter sein darf, was die Rechte und Pflichten sind, und macht Vorgaben das Apothekenpersonal betreffend.

Die AMPreisVO (BMJ, 2021) bildet dann den Abschluss. Diese Preisbindung schützt vor hohen Preisen, bei Angebotsknappheit oder Nachfragehochs.

Der Gesetzgeber hat durch seine Gesetze deutlich gemacht, wofür Apotheke steht: Für Verbraucherschutz und Patientensicherheit. Damit sind alle Voraussetzungen geschaffen, die Apotheken als elementaren Bestandteil des Gesundheitswesens zu sehen.

Auch der Nutzen für die Gesellschaft und System ist gegeben. Wie dargelegt, reduzieren Apotheker, wie bei Schieck (2015) bei Einbezug ins Medikationsmanagement die Zahl der ABP bei Patienten.

Auch im normalen, ambulanten Alltag ist der Nutzen groß, gerade die Senkung von ABP und UAW wird häufig übersehen. Griese (2006) oder auch van Loon (2021) stellen sehr gut dar, dass Apotheken eine hohe Zahl an ABP und hier auch an klinisch relevanten Folgen (UAW) reduzieren.

Das betrifft jedoch alle Abgaben von Arzneimitteln, sowohl im OTC-Bereich wie Eickhoff (2009) aufzeigt, als auch im verschreibungspflichtigen Bereich, wie es Nicolas (2013) belegte. Gerade die Reduktion von UAW wird in vielen Studien und auch in anderen Ländern deutlich wahrgenommen. Latifah (2017) zeigt sogar auf, dass die kurzfristigen Kosten durch Nutzung der Apotheker steigen, die Gesamtkosten durch Reduktion der UAW für das System jedoch deutlich sinken.

Die Studie von Stark hat erstmalig für den ambulanten Bereich in Deutschland versucht, diese Leistung in Zahlen auszudrücken. Fast 1,3 Mrd. € p.a. Kostenersparnis bringt das. Das ist im Übrigen mehr als das, was die Apotheken als Abschlag lt. §130 SGB V in 2019 selbst gezahlt haben: 1,1 Mrd. € (ABDA, 2020, S.34).

Den Patienten die Einnahme nahezubringen und für eine ordentliche Anwendung zu sorgen, das ist eine der wichtigsten Aufgaben, gehört sie doch zur Kooperationstätigkeit in Verbindung zum Arzt dazu. Eine erfolgreiche Einnahme spart jede Menge Geld, wie an den Zahlen der Pharmasuisse und der Hochrechnung auf Deutschland sichtbar wird. Erfolgreich therapierte Patienten senken die Kosten für das gesamte System. Sie produzieren nur ein Viertel der Kosten (Pharmasuisse, 2021, S.44).

Wie wichtig Apotheken sind, zeigen sowohl BfArM mit der Empfehlung aus 2020 (AZ, 2020), dort zu kaufen, als auch die Tatsache der Informationen von Interpharma auf deren Homepage. Damit wird deutlich, wie aktuell das Papier der WHO anno 1999 wirklich ist: Aktueller denn je.

Fasst man zusammen, ist die Apotheke wichtiger denn je, zumal sie elementare Leistungen bringt und als niedrigschwelliger Zugang Teil der Grundversorgung ist.

Die Apotheke ist mitnichten nur eine Handelsstufe, sie dient wirklich dem Verbraucherschutz und der Patientensicherheit.

Wie man mit den Kompetenzen des Apothekers sinnvoll umgeht, zeigt erneut der Blick in die Schweiz. Allein die vom BAG 2016 kommunizierte Neupositionierung in der Grundversorgung bringt den Apotheken dort Nutzung und Anerkennung ihrer Kompetenz.

In der Schweiz dürfen die Apotheker sogar notariell tätig werden, was in Deutschland undenkbar wäre. Schön zu sehen an der Bescheinigung zur Mitführung von BtM im Rahmen ärztlicher Behandlungen nach §75 Schengener Durchführungsabkommens. In Deutschland muss das die Behörde machen, in der Schweiz reicht explizit die Bestätigung durch den Apotheker (BfArM 2017 versus Swissmedic 2015).

Literaturverzeichnis

ABDA (2020), Die Apotheke – Zahlen Daten Fakten, S.30 Aufteilung der GKV-Gesamt-ausgaben, abgerufen am 23.5.21
https://www.abda.de/fileadmin/user_upload/assets/Pressetermine/2020/TdA_2020/ABDA_ZDF_2020_Brosch.pdf

ABDA (2020), Die Apotheke – Zahlen Daten Fakten, S.32 GKV-Ausgaben für Arznei-mittel

ABDA (2020), Die Apotheke – Zahlen Daten Fakten, S.34 Apotheken- und Herstellerabschlag

ABDA (2020), Die Apotheke – Zahlen Daten Fakten, S.36 Zuzahlungen der Patienten

ABDA (2020), Die Apotheke – Zahlen Daten Fakten, S.51 Securpharm

ABDA (2021), Aufgaben der Apotheke, einfach-unverzichtbar.de abgerufen am 23.5.21
https://www.einfach-unverzichtbar.de/kacheln/aufgaben/

Apotheke Adhoc (2012), Singhammer zu Notdienst, Honorar und Abschlag, S.2. am 10.12.2012
https://www.apotheke-adhoc.de/nachrichten/detail/politik/singhammer-zu-notdienst-honorar-und-abschlag/

Apotheke Adhoc (2013), Apotheker haften bei Arztfehler, am 14.08.2013,
https://www.apotheke-adhoc.de/nachrichten/detail/apothekenpraxis/urteil-schmerzensgeld-apotheker-und-arzt-haften-fuer-falsches-rezept/

Apotheke Adhoc (2018), Fälschungsverdacht: Meldepflicht für Apotheken, am 31.01.2018,
https://www.apotheke-adhoc.de/nachrichten/detail/politik/faelschungsverdacht-meldepflicht-fuer-apotheken-apbetro-novelle/

Apotheke Adhoc (2018), Securpharm: ABDA bittet Apotheken zur Kasse, am 28.02.2018
https://www.apotheke-adhoc.de/nachrichten/detail/politik/securpharm-abda-bittet-apotheken-zur-kasse-arzneimittelsicherheit/

Apotheke Adhoc (2018), Versandhandel im Sommer: Aufsicht kapituliert, am 07.08.2018
https://www.apotheke-adhoc.de/nachrichten/detail/markt/versandhandel-im-sommer-aufsicht-kapituliert-arzneimittel-weichgekocht-temperaturkontrollen/

Apotheke Adhoc (2018), Tödlicher Abgabefehler: Apothekerin verurteilt, am 23.11.2018
https://www.apotheke-adhoc.de/nachrichten/detail/internationales/toedlicher-abgabefehler-apothekerin-verurteilt-schweiz/

Apotheke Adhoc (2019), Valsartan-Generika: Alles defekt, am 23.04.2019 https://www.apotheke-adhoc.de//nachrichten/detail/apothekenpraxis/valsartan-generika-alles-defekt-lieferengpaesse/

Apotheke Adhoc (2020), Spahn: Desinfektionsmittel in Apotheke herstellen, am 3.3.2020 https://www.apotheke-adhoc.de/nachrichten/detail/coronavirus/spahn-desinfektionsmittel-in-apotheken-herstellen-corona-infektion/

Apotheke Adhoc (2020), Bis 31. August dürfen Apotheken Desinfektionsmittel herstellen, am 4.3.2020, https://www.apotheke-adhoc.de/nachrichten/detail/coronavirus/bis-31-august-apotheken-duerfen-desinfektionsmittel-herstellen-ausnahmegenehmigung/

Astuti, D., Andrajati, R. & Supardi, S. (2017), Influence of pharmacist-doctor commu-nication on pediatric antibiotic prescriptions, in: Asian Journal of Pharmaceutical and Clinical Research, Vol. 10, Suppl. 5, 2017: 46-49

AZ (2020), BfArM und EMA warnen, in: AZ 2020, Nr. 14, S.8

Bellartz, T. (2013), Das Schleppnetz: Angriff auf den deutschen Apothekenmarkt, bei: neuspree Media GmbH, am 20.08.2013

BfArM (2017), Reisen mit Betäubungsmitteln, Schengenformular, abgerufen am 24.5.21 https://www.bfarm.de/SharedDocs/Downloads/DE/Bundesopiumstelle/Betaeubungsmittel/Reisen/reise_scheng_formular.pdf?__blob=publicationFile&v=3

BMJ (2021), AMG, abgerufen am 28.05.21 https://www.gesetze-im-internet.de/amg_1976/BJNR024480976.html

BMJ (2021), AMPreisVO, abgerufen am 28.05.21 https://www.gesetze-im-internet.de/ampreisv/BJNR021470980.html

BMJ (2021), ApBetrO, abgerufen am 28.05.21 https://www.gesetze-im-internet.de/apobetro_1987/BJNR005470987.html

BMJ (2021), ApoG, abgerufen am 28.05.21 https://www.gesetze-im-internet.de/apog/BJNR006970960.html

BMJ (2021), BapO, abgerufen am 28.05.21 https://www.gesetze-im-internet.de/bapo/BJNR006010968.html

Bundesamt für Gesundheit, (2016), Rolle der Apotheken in der Grundversorgung, Bericht zum Postulat Humbel, abgerufen am 23.5.21 https://www.bag.admin.ch/bag/de/home/strategie-und-politik/nationale-gesundheitspolitik/koordinierte-versorgung/verstaerkung-bestehender-aktivitaeten-koordinierte-versorgung/rolle-der-apotheken-in-der-grundversorgung-postulat-humbel-koordinierte-versorgung.html

Bundesamt für Gesundheit (2016), Rolle der Apotheke in der Grundversorgung, S.13, abgerufen am 23.5.21
https://www.bag.admin.ch/dam/bag/de/dokumente/nat-gesundheitspolitik/koordinierte_versorgung/verstaerkung_bestehender_aktivita eten/po_12.3864_bericht.pdf.download.pdf/po_12.3864_bericht_d_def.pdf

Bundesamt für Gesundheit (2016), Rolle der Apotheke in der Grundversorgung, S.16

Bundesgesundheitsministerium (2020), Daten des Gesundheitswesens, Nov. 2020
https://www.bundesgesundheitsministerium.de/fileadmin/Dateien/5_Publikatio nen/Gesundheit/Broschueren/Daten_des_Gesundheitswesens_2020.pdf

Bundesgesundheitsministerium (2021), Finanzielle Entwicklung in der GKV im 1.-4. Quartal 2020, abgerufen am 24.5.21
https://www.bundesgesundheitsministerium.de/fileadmin/Dateien/3_Download s/G/GKV/210302_PM_Anlage_barrierefrei_1.-4._Qu._2020_bf_Tabelle.pdf

Bundesgerichtsurteil (2015) Bundesgericht CH 142 II 80, S.82-99

Bundesgesetzblatt 160 (1960), S.697ff., AMG 1961

Bundesgesetzblatt 164 (1964), S.365ff., AMG 1964

Bundesgesetzblatt 176 (1976), S.2445ff., AMG 1976

Bundesgesetzblatt 177 (1977), S.789ff., AMPreisVO 1978

Bundesgesetzblatt 195 (1995), S.1195ff, ApoBetrO 1995

Bundesgesetzblatt 103 (2003), S.2190ff. GKV-GMG 2004

Bundesgesetzblatt 113 (2013), S.2402ff. ANSG

Bundesgesetzblatt 120 (2020), S.2870ff. VOASG

Buurma, H., de Smet, P.A.G.M, van den Hoff, O.P. & Egberts, A.C.G. (2001), Nature, frequency and determinants of prescription modifications in Dutch community pharmacies, in British Journal of Clinical Pharmacology 2001, 52: 85-91

Convertino, I., Salvadori, S., Pecori, A., Galiulo, M.T., Ferraro, S., Parrilli, M. et al. (2019), Potential Direct Costs of Adverse Drug Events and Possible Cost Savings Achievable by their Prevention in Tuscany, Italy: A Model-Based Analysis, in: Drug Safety 42, 427-444 (2019)

DAZ (2017), Ein Drittel Europas hat das e-Rezept, am 31.01.2017
https://www.deutsche-apotheker-zeitung.de/news/artikel/2017/01/31/ein-drittel-europas-hat-das-e-rezept

DAZ (2020), Nicht einmal kostendeckend, in DAZ 2020, Nr. 4, S.22

DAZ (2020), So soll die Verteilung der Schutzmasken durch Apotheken ablaufen, am 09.12.2020 https://newsletter.deutsche-apotheker-zeitung.de/news/artikel/2020/12/09/so-soll-die-verteilung-der-schutzmasken-durch-apotheken-ablaufen

DAZ (2020), Was Apotheker jetzt wissen müssen, am 10.12.2020 https://www.deutsche-apotheker-zeitung.de/news/artikel/2020/12/10/was-die-apotheker-jetzt-wissen-muessen/chapter:all

DKMG (2018), Therapie der Migräneattacke und Prophylaxe der Migräne, S.9. Medikamentöse Akuttherapie, Abb.1, abgerufen am 24.5. https://www.dmkg.de/files/dmkg.de/Empfehlungen/030057_LL_Migra%CC%88 ne%202018_Erg%C3%A4nzung%202019.pdf

Edalat, A., (2017), Zur Kasse bitte: Die gesetzliche Zuzahlung für Arzneimittel wird 40 Jahre alt, in. DAZ 2017, Nr. 14, S.22

Eickhoff, C., Griese, N., Hämmerlein, A. & Schulz, M., (2009), Chance und Auftrag für Apotheke, in: Pharmazeutische Zeitung 39/2009, 3606-3615

EU (2003), EuGH-Urteil C-322/01 v. 11.12.2003

EU (2011), EU-RL 2011/62/EU (2011), in: Amtsblatt der EU 1.7.2011, L174/74ff,

EU (2013), EU-RL 2013/C343/01, in: Offiical Journal of the European Union (2013), 23.11.2013, C343/1ff., GDP for medicinal products for human use (2013/C343/01)

EU (2016), Commission Delegated Regulation (EU) 2016/161

FAQ zur ApBetrO (2014), Landesdirektion Sachsen, abgerufen am 23.5.21 https://www.lds.sachsen.de/anlagen/getData2.asp?ID=13297&art_param=484

Griese, N., Hämmerlein, A. & Schulz, M. (2006), Ergebnisse der „Aktionswoche arzneimittelbezogene Probleme", in: Pharmazeutische Zeitung 25/2006: 2374-2383

Grundgesetz (2021), Art. 33, abgerufen am 24.5.21 https://www.gesetze-im-internet.de/gg/BJNR000010949.html

Heilmittelgesetz 812.21 (2020), Stand 1.1.2020, abgerufen am 23.5.21 https://fedlex.data.admin.ch/filestore/fedlex.data.admin.ch/eli/cc/2001/422/202 00101/de/pdf-a/fedlex-data-admin-ch-eli-cc-2001-422-20200101-de-pdf-a.pdf

Heilmittelgesetz 812.21 (2020), Stand 1.8.2020, abgerufen am 23.5.21 https://fedlex.data.admin.ch/filestore/fedlex.data.admin.ch/eli/cc/2001/422/202 00801/de/pdf-a/fedlex-data-admin-ch-eli-cc-2001-422-20200801-de-pdf-a.pdf

Hüsgen, U. (2011), Neue Arzneimittelpreisverordnung – Fluch oder Segen?, in: DAZ 2011, Nr. 4, S. 60

Hüsgen, U. (2015), Mehr Packungen, weniger Kassenabschlag, in: AZ 2017, Nr. 21., S.4

Interpharma (2021), Der Patient im Mittelpunkt: Arzneimittelfälschungen, abgerufen am 24.05.2021 https://www.interpharma.ch/themen/der-patient-im mittelpunkt/arzneimittelsicherheit/arzneimittelfaelschungen/

Juraforum.de (2021), Definition Hoheitliche Aufgabe, abgerufen am 24.05.2012 https://www.juraforum.de/lexikon/hoheitliche-taetigkeit

Latifah, Sauriasari, R. & Firzawati (2017), Role of Pharmacy on Alteration of Drug Cost and Drug-Related Problem Prevention for the National Health Insurance Geriatric Outpatient, in: Journal of Young Pharmacist, 2017; 9(3): 386-390

LZG NRW (2021), Amtsapotheker, abgerufen am 24.05.21 https://www.lzg.nrw.de/pharmazie/anwend/amtsapo/index.html

Marineci, C.D., Zbarcea, C.E., Stefanescu, E., Nicolae, A.C., Girea, C.A., Chirita, C. et. al. (2017), Patterns of antihypertensive drugs' use in community pharmacy; Drug related problems and adherence to medication identified in a retrospective analysis of prescriptions, in: Farmacia, 2020, Vol. 68,4: 620-627

Medizinalberufegesetz 811.11 (2007), Revision des MedBG, Art. 2 Medizinalberuf, abgerufen am 24.05.2021 https://www.fedlex.admin.ch/eli/cc/2007/537/de#art_1.1.2015

Meyer, H. (1958), Die Entscheidung! Nach der Überzeugung des Bundesverfassungsgerichtes entspricht gegenwärtig allein die Niederlassungsfreiheit für Apotheker der Verfassungslage, in: Pharmazeutische Zeitung 103 (1958), S. 604

Müller, M.U. (2017), Grippemittel Tamiflu: Der Irrsinn um ein vermeintliches Wundermittel, in: Der Spiegel Wirtschaft am 14.08.2017 https://www.spiegel.de/spiegel/tamiflu-das-hochgelobte-grippemittel-ist-weitgehend-nutzlos-a-1162463.html

my-cme.de (2021), Basiskurs für Apotheker: Erfolgreicher Verkaufen in der Apotheke, abgerufen am 23.5.21 https://www.my-cme.de/wp-content/uploads/apo_erfolgreicher_verkaufen_basiskurs.pdf

Nicolas, A., Eickhoff, C., Griese, N. & Schulz, M (2013), Drug-related problems in prescribed medicines in Germany at the time of dispensing, in: International Journal of Clinical Pharmacy, 35: 476-482

OLG Köln, Az. 5 U 92/13 vom 07.08.2013, gefunden bei Diekmann Rechtsanwälte vom 27.08.2013 https://www.diekmann-rechtsanwaelte.de/news/details/article/olg-koeln-apotheker-haftet-fuer-grob-fehlerhafte-medikamentenabgabe-nach-den-grundsaetzen-der-arzthaftung/

Pharmasuisse (2021), Fakten und Zahlen Schweizer Apotheken, abgerufen am 23.5.21   https://www.pharmasuisse.org/de/1499/Publikation-Fakten-und-Zahlen.htm

Pharmasuisse (2021), Fakten und Zahlen Schweizer Apotheken, Medikamentenabgabe, S.13.

Pharmasuisse (2021), Fakten und Zahlen Schweizer Apotheken, Fakt 19: Ein therapietreuer Patient verursacht 4x weniger Kosten, S.44

Pharmasuisse (2021), Fakten und Zahlen Schweizer Apotheken, Fakt 20: Therapieuntreue kostet die Schweiz jährlich 30 Mrd. CHF, S.46

Pharmazeutische Zeitung (2020), VOASG regelt Temperaturkontrolle für Versender, am 23.10.2020 https://www.pharmazeutische-zeitung.de/voasg-regelt-temperaturkontrolle-fuer-versender/

Pharmazeutische Zeitung (2021), Gabelmann fordert Zwang für Temperaturkontrolle für EU-Versender, am 16.02.2021 https://www.pharmazeutische-zeitung.de/gabelmann-fordert-zwang-zur-temperaturkontrolle-fuer-eu-versender-123818/

PTA-Forum (2015), Kommunikation: Beratung mit Zusatz, am 11.05.2015 https://ptaforum.pharmazeutische-zeitung.de/ausgabe-102015/beratung-mit-zusatz/

Richtlinie für die Überwachung von öffentlichen Apotheken (2019), in: Amtsblatt SH 2019, 498; abgerufen am 23.5.21 https://www.schleswig-holstein.de/DE/Landesregierung/LASD/Aufgaben/Arzneimittelueberwachung/Download/data/Apotheken/Richtlinie_Ueberwachung_Apotheken.pdf;jsessionid=66B8A33E8E05470C6CE4537FF5DCA6FD.delivery2-replication?__blob=publicationFile&v=3

Schiek, S., Hildebrand, C., Ranft, D., Dürrbeck, A., Ghanem, M., von Salis-Soglio, G. et al. (2015), A cohort study investigating medication management by pharmacists to prevent drug-related problems in pain therapy, in: European Journal of Hospital Pharmacy 2015, 22: 156-160

Stark, R.G., John, J. & Leidl, R. (2011), Health care use and costs of adverse drug events emerging from outpatient treatment in Germany: A modelling approach, in: BMC Health Services Research 2011: Article number: 9 (2011)

Stiftung Warentest (2019), Viele beliebte Arzneimittel wenig geeignet, am 24.06.2019 https://www.test.de/Medikamente-Viele-beliebte-Arzneimittel-wenig-geeignet-4611718-0/

SGB V (2021), Gesetzliche Krankenversicherung - §130 Rabatt

Swissmedic (2015), Schengen-Raum, Reisen mit betäubungsmittelhaltigen Medikamenten, Formblatt Bescheinigung, abgerufen am 24.05.2021 https://www.swissmedic.ch/dam/swissmedic/de/dokumente/bewilligungen/bw/b w301_20_001d_foschengenbescheinigung.docx.download.docx/bw301_20_0 01d_foschengenbescheinigung.docx

Swissmedic (2020), Illegale Importe von Arzneimitteln 2020, abgerufen am 28.5.21 https://www.swissmedic.ch/swissmedic/de/medicrime/news/statistics/importe-illegaler-am-2020.html

Tagblatt (2020), Aargauerin stirbt wegen falschem Medikament: Geldstrafe und Busse für Apothekerin, Freispruch für Arzt, am 13.05.2020 https://www.tagblatt.ch/aargau/kanton-aargau/aargauerin-stirbt-wegen-falschem-medikament-geldstrafe-und-busse-fur-apothekerin-freispruch-fur-arzt-ld.1419722

Team (2008/2009), Team der Apotheke Alte Messe Leipzig, "Herr Kersting, wir müssen etwas machen! Die Kunden kommen zu uns und sagen uns ins Gesicht: Wir lassen uns bei Ihnen beraten und kaufen woanders!"

Van Loon, W.E., Borgstede, S.D., Baas, G.W., Kruijtbosch, M., Buurma, H., de Smet, P.A.G.M. P. et al., Nature and frequency of prescription modifications in community pharmacies: A nationwide study in the Netherlands, in: British Journal of Clinical Pharmacology 2021, 87: 1455-1465

Weißenfeld, F. (2016), Immer wichtiger: Umfeldanalyse – OTC- und Ergänzungssortiment, Patienten- und Verbraucherverhalten, in: DAZ 2016, Nr. 26, S. 62

Wiener Zeitung (2020), 76.000 Corona-Masken-Pakete an Über-65-Jährige verschickt, am 28.12.2020, abgerufen am 23.5.21 https://www.wienerzeitung.at/nachrichten/politik/oesterreich/2086737-76.000-Corona-Masken-an-Ueber-65-Jaehrige-verschickt.html

Anhang

WHO/ EDM/ QSM 99.4 (1999) Medical Products and the Internet, WHO 1999 (aus dem Archiv der ABDA und damit mit Unterstützung derselbigen) *Eine Genehmigung der WHO zur Nutzung im Druck lag bis zur Veröffentlichung des Buches nicht vor.

BEI GRIN MACHT SICH IHR WISSEN BEZAHLT

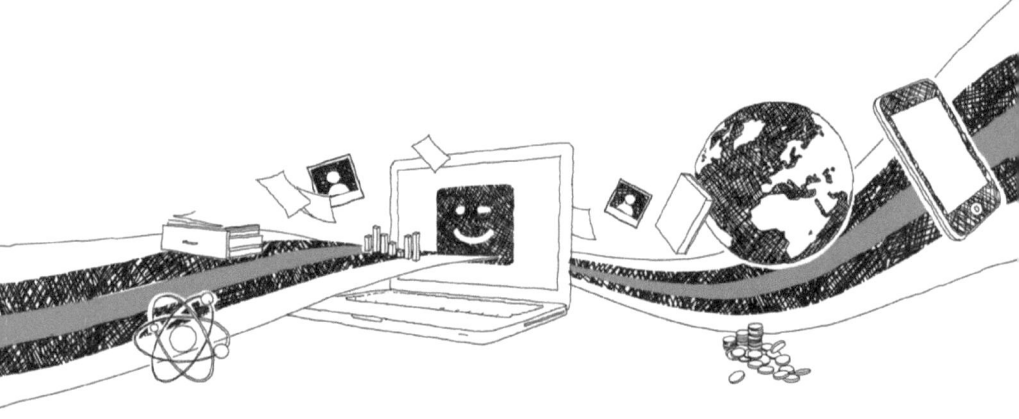

- Wir veröffentlichen Ihre Hausarbeit,
  Bachelor- und Masterarbeit

- Ihr eigenes eBook und Buch -
  weltweit in allen wichtigen Shops

- Verdienen Sie an jedem Verkauf

Jetzt bei www.GRIN.com hochladen und kostenlos publizieren

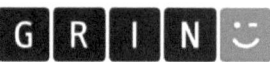